Mazier.

Premiers soins
à donner
à un cholérique.

Te 34

Te $^{34}_{56}$

PREMIERS SOINS

A DONNER

A UN CHOLÉRIQUE,

Par M. P. A. F. MAZIER,

DOCTEUR MÉDECIN DE LA FACULTÉ DE PARIS,

MÉDECIN DE L'HOSPICE CIVIL DE L'AIGLE,

ET MEMBRE DE LA COMMISSION SANITAIRE DE LA MÊME VILLE.

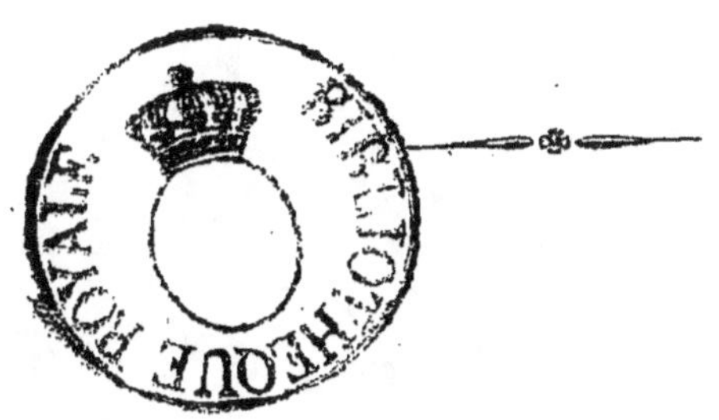

SE VEND : 25 cent.

Chez M. LAINÉ-GLAÇON, LIBRAIRE A L'AIGLE.

Le bénéfice sera versé au Bureau de charité.

19 AVRIL 1832.

PREMIERS SOINS

PREMIERS SOINS

A DONNER

A UN CHOLÉRIQUE.

Tout le monde est convaincu aujourd'hui que c'est des premiers soins que l'on donne aux cholériques, que dépend leur salut; il est donc essentiel de les enseigner, en précisant le cas de leur application.

J'écris pour le public qui doit se confier à mes soins, dans le cas où nous serions envahis par le choléra, ce qui est possible, mais non probable.

J'arrive de Paris, que ce fléau dévore; et ce n'est qu'après avoir fréquenté les principaux hospices, entendu raisonner les médecins qui y exercent, et fait un grand nombre d'autopsies, que j'ai pu me faire une idée exacte de cette maladie, comme du traitement qui produit le plus de guérisons.

J'ai vu, dans le choléra, la paralysie de la circulation sanguine; je n'y ai vu autre chose.

J'ai observé l'effet de tous les moyens employés. J'étais persuadé, à mon départ, des bienfaits des émissions sanguines; ma conviction a changé : je suis revenu éclairé sur les bienfaits des sudorifiques.

Les sudorifiques, qui, dans les derniers jours de la première quinzaine d'avril, ont produit de si brillans résultats, ont relevé mon courage. En effet, partout ils avaient seuls produit un grand nombre de cures; mais, employés à Paris dès le début de l'épidémie, on les avait mis en usage sur des malades mourans et que rien ne pouvait sauver. Ce défaut de résultat fut attribué au remède, au lieu de l'être à l'époque trop avancée de la maladie à laquelle on les opposait ; on les abandonna donc pour essayer de tout.

Mais, revenus de leur première et trop juste frayeur, les médecins aujourd'hui ont reconnu les bienfaits de cette méthode, et ceux qui l'emploient en ce moment à Paris, obtiennent plus de guérisons que les autres.

Après la réaction, il se manifeste quelquefois un peu de fièvre, et quelques points douloureux qu'il est toujours assez facile de reconnaître et de traiter.

C'est donc aux sudorifiques que j'aurai recours de préférence ; et cette méthode, qui diffère peut-être de celle que mes confrères doivent mettre en usage, a produit, sous mes yeux, des effets on ne peut plus satisfaisans chez les personnes surtout qui peuvent se faire traiter chez elles.

Il n'entre point dans mes intentions de blâmer en rien la manière dont mes confrères se proposent de traiter leurs malades ; si les opinions sont si divisées à Paris, il n'est point étonnant qu'elles le soient un peu à L'Aigle. Il est essentiel d'ailleurs que le médecin se serve des moyens desquels il espère le plus de bien. Il faut qu'il fasse usage de l'arme dont il a pu apprécier les avantages et étudier l'action ; il est plus à même d'en diriger l'emploi.

Un médecin du premier ordre, et qui a bien voulu me communiquer le résultat de sa pratique, a traité par les sudorifiques 52 personnes de la classe bourgeoise, dans les trois jours qui ont précédé mon départ ; pas un seul de ces malades n'offrait le moindre danger lorsque je l'ai quitté ; plus de la moitié étaient totalement guéris, les autres ne lui donnaient aucune crainte. Je pourrais citer plusieurs faits de ce genre ; je me borne à celui-là.

La classe des malheureux offre moins de succès, il est vrai. Tous, ou presque tous, ne réclament des secours que lorsque leur efficacité est devenue plus qu'équivoque. Ils sont toujours pris plus violemment aussi. Je crois que cela tient au peu de précaution qu'ils prennent dans leur régime, comme dans leurs vêtemens ; à peine s'ils usent des moyens qu'on leur procure à cet effet.

Parmi les moyens préservatifs, on compte les chlorures ; mais l'abus que l'on en a fait à Paris, a produit des accidens assez graves pour attirer l'attention des médecins. Le chlore n'agit comme préservatif du choléra, que lorsqu'on l'emploie dans un lieu infect. Il agit en sens contraire dans les appartemens propres, et surtout dans les chambres à coucher. Il en est de même du camphre et de beaucoup d'autres moyens.

Mais, au rang des préservatifs, on doit ranger l'usage de la viande, le repos moral, la propreté et la sagesse (1). On doit encore se maintenir les extrémités chaudes, éviter de se refroidir quand on a chaud, porter de la laine sur la peau et aux pieds quand c'est possible. Voilà les vrais préservatifs, si j'y joins la sobriété.

J'ai vu un jeune homme atteint du choléra, le jour même d'une saignée de précaution. Un autre a été atteint en sortant d'un bain tiède, un jour un peu froid. Enfin, une femme a été atteinte après avoir pris une médecine de précaution. J'ai vu aussi une femme qui a été prise deux heures après avoir mangé des huîtres ; il est probable qu'elles n'étaient pas fraîches. Je ne prétends pas que tout cela ait été causé du choléra chez ces personnes, mais il est certain que ce ne sont point des préservatifs.

Les choses à éviter ont été tant de fois répétées, que je bornerai là mes réflexions pour passer à l'invasion de la maladie.

La diarrhée prend quelques personnes pendant l'épidémie ; celles-là doivent se tenir sur leurs gardes : il y a probabilité qu'elles seront atteintes si elles ne prennent des précautions. Elles consistent dans un régime sévère, éviter le

---

(1) Il est essentiel de se rappeler qu'on appelle encore le choléra *trousse-galant*.

plus petit froid, exciter un peu de transpiration, ne point sortir, prendre quelques tasses d'eau de gruau, et manger; mais modérément et sans satisfaire son appétit.

Mais si à cette diarrhée il se joint quelques coliques, des vomissemens, des frissons, un peu de froid aux extrémités, une fatigue générale, pesanteur de tête; alors il y a un commencement d'invasion. Il faut se mettre dans un lit bien chaud, se faire frictionner les jambes, prendre une infusion légère de bourrache et de menthe, quelques potages après les vomissemens finis, et garder le lit. Il ne faut manger que quand l'appétit est complètement revenu; encore faut-il le faire avec prudence. On en est quitte ordinairement pour la peur et trois ou quatre jours de repos.

Mais si à ces symptômes il se joint de fortes coliques, beaucoup de vomissemens, des crampes; si les yeux s'enfoncent dans les orbites; si les extrémités se refroidissent, et même la langue et la figure; si la couleur violette tend à s'en emparer; alors on est complètement pris; il n'y a plus de temps à perdre; il faut quitter de suite toute espèce de toile, s'envelopper d'une couverture de laine bien chaude ou d'une camisole de molleton de laine, si l'on en a; se coucher dans un lit bien chaud, s'entourer de bouteilles de grès pleines d'eau très-chaude; faire des frictions sèches avec une brosse, en prenant garde de donner de l'air et de refroidir; prendre de temps en temps une tasse d'infusion de menthe et de bourrache; diète absolue.

La transpiration ne tarde point à s'établir; la diarrhée et les vomissemens diminuent bientôt. S'ils persistent et si les crampes sont violentes, on a recours à la potion ci-dessous, (1) une cuillerée toutes les demi-heures jusqu'au soulagement. Pendant ce temps, le médecin a le temps d'ar-

---

(1) R. Eau de coquelicot ou simple. . . . . .   4 onces.
    — de fleurs d'oranger. . . . .   3 gros.
    Laudanum. . . . . 15 gouttes.
    Sirop de capillaire. . . . .   2 onces.

river, la réaction s'opère, et le danger disparaît. Il ne reste plus qu'à conduire la convalescence, ou à poursuivre les premiers moyens s'ils n'ont point agi suffisamment, et à y ajouter ceux que la maladie pourrait nécessiter, et qu'un médecin seul peut diriger.

On doit se mettre en garde contre la peur, ne point croire les bruits publics qui souvent désignent comme cholériques des personnes qui sont prises d'indispositions très-ordinaires ; et d'ailleurs, si la maladie se déclare dans un pays, elle suit une marche dont elle n'a point encore dévié. La cause qui la produit existant, elle agit d'abord sur ceux que la malpropreté, le mauvais régime, le peu de précautions, etc., etc., rendent plus disposés à la contracter. Cette cause a besoin d'agir long-temps sur d'autres, avant de les envahir. Ainsi donc, tant que ceux qui sont dans la première catégorie n'ont point été affectés, ceux de la seconde peuvent être tranquilles. Je ne connais pas d'exemple du contraire ; il en peut exister, mais je ne les connais point. Ainsi, doutons toujours des cas qui paraîtraient hors de cette règle, le bien public l'exige et la raison le veut.

Je dois surtout faire observer que tout ce qui précède est applicable seulement au cas d'une épidémie régnante de choléra (je viens de dire comment elle débutait), mais nullement aux vomissemens, coliques et diarrhées qui règnent aujourd'hui, et dont beaucoup de personnes sont affectées à L'Aigle et aux environs : quelques-unes le sont même d'une manière assez violente. De l'eau de riz ou de gruau, de la limonade gommée, quelques sangsues à l'anus ou sur le ventre, aidées de deux ou trois jours de diète, suffisent pour les dissiper. Rien dans tout cela n'indique le choléra ; la circulation sanguine n'est nullement affectée : le froid, qui accompagne cette indisposition, se fait plus ou moins sentir dans tous les temps. Dans toute autre circonstance, on eût fait à tout cela peu d'attention. Le choléra n'est ni à L'Aigle ni aux environs ; celui qui en est mort à l'hospice arrivait de Paris.

Je ne parle point des bruits d'empoisonnement pour les réfuter ; tout le monde en a fait justice. Nous n'avons plus que quelques imbéciles qui osent croire que notre pays soit assez perverti pour vomir un monstre capable d'empoisonner des puits, des fontaines, etc. ; pareil crime n'a point été commis. Il serait, d'ailleurs, très-facile de le constater sur celui qui en serait la victime. L'empoisonnement et le choléra ne tuent point de la même manière.

Il faut encore se garder de remuer un lieu d'infection, tel que vider des latrines, ou choses semblables. Il faut attendre la disparition de l'épidémie pour y toucher. Avant ou pendant, il serait dangereux de le faire.

Je n'ai point eu l'intention de faire l'histoire du choléra-morbus. Je suis moi-même trop fatigué de ces descriptions où on prétend nous donner du neuf, en nous répétant ce que nous avons lu cent fois. J'ai seulement cédé aux ins-tances des personnes qui désiraient savoir comment gouverner leurs malades en attendant mon arrivée. Je crois avoir rempli leur but.

De l'Imprimerie de P. É. BRÉDIF, à L'Aigle (Orne).

NOTE ADDITIONNELLE.

Observation.

La femme Chevallier, de Chanday, part pour Paris le mardi 17 avril, y arrive le mercredi, 6 heures du matin; prend un enfant qu'elle doit nourrir, et quitte cette ville le même jour, 6 heures du soir; rentre chez elle le jeudi, et n'éprouve dans la journée que les fatigues du voyage. Soixante-quatre lieues faites en voiture, deux nuits passées de suite, pour quelqu'un qui n'a pas l'habitude du voyage, il en peut résulter de la fatigue.

Le vendredi 20 avril, étant, sur les 9 heures du matin, dans l'église de Chanday, elle éprouva du froid, des envies de vomir, des coliques, et un grand malaise. Elle retourna chez elle, et se posa sur son lit, accablée de faiblesse, de vomissemens, de diarrhée et d'oppression.

On m'envoya chercher. J'arrivai à une heure de l'après-midi, quatre heures environ après l'invasion de la maladie. Voici l'état où je trouvai la malade.

Jetée sur son lit encore habillée, elle ouvre à peine les yeux, quand je lui parle; la figure est retirée; les yeux, enfoncés dans les orbites, sont demi-fermés et renversés en haut. La figure est d'un rouge violet comme la totalité du corps, elle est froide comme les extrémités. La langue est d'un blanc gris, humide et froide. Le pouls est totalement disparu; les battemens du cœur sont lents et enfoncés, on les sent encore. Les mouvemens sont d'une lenteur excessive. Les mains sont décharnées et d'un violet plus foncé que le reste du corps. La malade répond aux questions que je lui adresse; mais sa voix éteinte et sifflante me fait à peine entendre ce qu'elle veut dire. Les vomissemens sont fréquens; le liquide, clair et en petite quantité, est rendu par de grands efforts. La diarrhée est plus copieuse; les évacuations sont fréquentes; le liquide évacué ressemble à de l'eau de riz; les crampes sont fortes et arrachent des plaintes. La vie s'affaisse de plus en plus, les progrès du mal sont si rapides, que cinq minutes ajoutent à sa gravité. N'ayant rien de préparé, je donne, pour boisson, de l'eau légèrement salée. Je fais déshabiller la malade; on l'enveloppe d'une couverture de laine bien chaude, et on l'entoure de briques chauffées à la hâte et qu'on remplace bientôt par des bouteilles de grès remplies d'eau chaude. On remplace aussi l'eau salée par une infusion de menthe et de sureau, édulcorée d'une cuillerée à café de syrop de guimauve par demi-verre, donnée toutes les cinq à dix minutes. A deux heures, la transpiration s'établit; à trois heures, elle est abondante, le pouls se fait un peu sentir. Je quitte la malade.

Je rentre à huit heures du soir. Il y a eu, pendant mon absence, quelques vomissemens; point de diarrhée; beaucoup de soif; les crampes sont plus rares et moins douloureuses; point d'urines. Une sueur excessive baigne la totalité du corps. Les yeux sont ouverts et se ferment moins. La malade se plaint d'une grande chaleur; je fais retirer les cruchons d'eau chaude, moins trois qui restent aux pieds. On ajoute un peu d'eau à notre infusion pour en diminuer la force, on la donne toujours chaude, et on couvre bien la malade. Le pouls est bien sensible et non fréquent.

Le 21 au matin, la transpiration modère; elle a été excessive toute la nuit. Les yeux sont ouverts, la voix est encore éteinte; la peau, encore rougeâtre, est moins foncée; le pouls très-fort, peu fréquent (70 à 80). La malade se plaint d'une forté douleur à la tête.

Je fais changer le lit et la couverture; tout est baigné jusqu'à la paille. Je supprime l'infusion de menthe et de sureau; je la remplace par une décoction d'orge perlé, édulcorée del syrop de capillaire; une cuillerée à café par demi-verre donnée tiède, à discrétion. Je n'oppose rien à la douleur de la tête.

Le 22, la figure est meilleure; la diarrhée continue, quatre évacuations dans la nuit, deux dans le jour; peu

d'envies de vomir; la langue est humide, moins pâle. Douleur dans les deux côtés du ventre, vers la région rhénale;
celle de la tête a disparu. Le pouls est fréquent (90 à 100);
point de sécrétion d'urine depuis l'invasion. Je prescris eau
de riz gommée, donnée par demi-verre et à discrétion;
quatre prises de nitre à distance égale dans le jour; un ca-
taplasme émollient sur l'épigastre, et un sur chaque région
rhénale.

Le 23, la diarrhée continue; quatre évacuations seulement; elles offrent une teinte bilieuse pour la première fois.
Les envies de vomir ont disparu; les urines ont coulé pas-
sablement; les douleurs abdominales sont légères; la peau
se décolore; la malade se plaint d'une grande faiblesse.
Même prescription. La malade met une chemise qu'elle dé-
sirait beaucoup, et reste dans la couverture jusqu'au lendemain.

Le 24, la couleur de la peau se rapproche de l'état naturel;
le pouls est encore fréquent; il y a eu quelques évacuations.
La sécrétion du lait (cette femme nourrissait) se rétablit et
commence à causer de la gêne. La malade est agitée, in-
quiète; il y a un peu de mal à la tête et une grande faiblesse.
Le pouls est moins fréquent. Il y a beaucoup d'impatience
et d'agitation. Même prescription; seulement, la tisane un
peu plus forte pour alimenter légèrement.

Le 25, l'agitation est moins grande; la faiblesse est excessive; la malade croit qu'elle en va mourir. Le lait la
gêne moins; la diarrhée a disparu. Quatre cuillerées de
bouillon de panade, le matin; six cuillerées de bouillon
gras léger pour le soir; même boisson.

Le 26, le mieux est très-marqué; un bouillon a gêné un
peu l'estomac, mais l'état général est satisfaisant; le pouls
est naturel; même prescription.

Le lendemain et les jours suivans, le mieux fait des
progrès; on augmente graduellement les alimens. La cons-
tipation dure quatre à cinq jours; il arrive de temps en
temps un malaise passager.

(12)

Enfin, le 6 mai, j'ai revu cette malade : elle marchait
et mangeait assez bien ; elle avait encore le regard un peu
étonné, et de la lenteur dans sa démarche ; elle est au contraire vive dans sa santé ordinaire. Du reste, très-bien.

Je regarde la femme Chevalier comme guérie, et j'éprouve
le besoin de dire ici que M. Leroi et Mᶫᶫᵉ Mahay ont, par
leurs soins et leur surveillance, puissamment secondé mes
efforts ; on ne pourrait y mettre plus d'intelligence et d'as-
siduité. Un parent ne leur eût pas inspiré plus d'intérêt.

Dirigé dans ma pratique par les principes de la médecine
physiologique, que j'ai puisés aux leçons du célèbre professeur du Val-de-Grâce, j'ai cherché à m'éclairer de ses
explications et de sa pratique, pendant que j'étais à Paris.
Son raisonnement, sur le choléra, ne m'a pas convaincu, et
les résultats de sa pratique ne m'ont point séduit.

Je vais citer un passage de la *Gazette médicale de Paris*,
du 1ᵉʳ mai 1832, qui contient des remarques que j'avais faites
moi-même à ce sujet. Voici ce que dit ce journal :

« .... M. Broussais avait probablement d'autres raisons
pour confondre la cholérine avec le choléra, pour ne faire
de ces deux maladies qu'une seule. Il avait à faire répéter
dans tous les journaux politiques qu'il guérissait aujourd'hui
39 malades sur 40, et au début de l'épidémie, 5 sur 6. Le
public, qui lit mal ou qui lit vite des articles aussi longs que
les deux leçons du célèbre professeur, n'a pas eu le temps
de faire le rapprochement nécessaire entre ces deux assertions. Il n'a pas vu que M. Broussais avait dit, dans la première page, qu'il basait le nombre de ses guérisons indis-
tinctement sur les malades affectés de cholérine et de choléra,
et il ne s'est arrêté qu'à cette idée surprenante, merveilleuse,
miraculeuse, savoir, que M. Broussais guérissait 5 cholériques sur 6, alors que, de leur aveu, des médecins habiles,
mais véridiques, n'en sauvaient pas 10 sur 100. Heureuse-
ment qu'il y a moyen de venger nos honorables confrères
des prétentions de M. Broussais ; et, nous le dirons haute-

ment, sans le respect qu'on doit au nom de l'homme qui
a rempli l'Europe du bruit de ses travaux, nous ne saurions comment qualifier *les moyens* qu'il a employés pour
tromper le public et ceux des médecins qui le croient encore
sur parole. Or, voici l'ÉTAT OFFICIEL du mouvement des
cholériques à l'hôpital du Val-de-Grâce, et en particulier
du service de M. Broussais, depuis l'invasion de l'épidémie
jusqu'au 26 avril inclusivement :

Mouvement de l'hôpital, du 30 mars au 26 avril.

Total des choléri-ques reçus.	Total des cholériques sortis guéris.	Total des morts.	Malades restant.
493	77	151	265

Mouvement du service de M. Broussais.

Malades admis.	Guéris.	Morts.	En traitement.
127	24	51	52

« Ce relevé est le même que celui qui a été adressé jour
par jour à M. le préfet de police, à MM. les ministres de la
guerre, de l'intérieur, des travaux publics et du commerce,
d'après les bulletins et les états *signés et paraphés* de la main
de M. Broussais. Nous portons le défi à qui que ce soit d'y
trouver la moindre inexactitude.

« Il est donc bien démontré par les chiffres qui précèdent
que la mortalité du Val-de-Grâce, depuis l'invasion du choléra jusqu'au 26 avril, a été double du nombre des guérisons,
c'est-à-dire, sur 3 malades, de 2 morts pour 1 guéri. Quelques personnes intéressées à défendre les assertions de
M. Broussais, auraient pu mettre sur le compte de ses collègues ce que le chiffre officiel a de contradictoire avec sa
déclaration. Nous avons prévu le cas, et nous nous sommes
procuré le mouvement particulier du service de chacun.
Le chiffre de la mortalité, dans les salles de M. Broussais,
a été, comme on l'a vu plus haut, de 51 décès pour 24
guérisons, c'est-à-dire de plus du double.

« Si nous comparons maintenant le mouvement particulier
du service de M. Broussais au mouvement général de l'hôpital, nous trouvons :

Mouvement général, 493 malades, 77 guéris, 151 morts, 265 restant
Service de M. Broussais, 127   24   51   52

Reste pour les autres ser-
vices de l'hôpital, 366   53   100   213

« M. Broussais a donc perdu jusqu'au 26 avril, c'est-à-dire dans la première et la seconde période, 10 malades sur 25, et les autres médecins du Val-de-Grâce 10 malades sur 36; car 51 est à 127 à peu près comme 10 est à 25, et 100 à 366 à peu près comme 10 est à 36. L'on voit dans ce calcul que nous avons tenu compte des malades qui restaient en traitement, aussi bien que de ceux qui sont morts ou guéris, afin de laisser à M. Broussais les chances d'interprétation les plus favorables.

« Il résulte de tout ce qui précède, 1° que M. Broussais déclarait, au 18 avril, avoir guéri 5 malades sur 6, et postérieurement 39 sur 40; 2° qu'il n'en avait guéri *aucun* le 9 avril; 3° qu'il en avait perdu, au 26 avril, 10 sur 25; 4° qu'il ne comptait pas un cas de guérison pour deux décès; 5° qu'enfin la mortalité de son service était proportionnellement plus forte que celle des autres services du Val-de-Grâce.

« Nous rappellerons en outre que M. Broussais confond, ainsi qu'il l'a annoncé lui-même, les malades atteints seulement de cholérine avec les vrais cholériques; que l'on juge d'après cela le nombre et les espèces de guérisons qu'il a opérées.

« Nous regrettons d'avoir été forcé de juger M. Broussais aussi sévèrement. S'il s'était borné à dire à son auditoire ce qu'il a fait répéter par tous les journaux de Paris, nous aurions laissé à chacun le soin d'apprécier au lit du malade l'exactitude de ses assertions. Mais il a répandu dans toute la France les assurances les plus positives de succès qu'il n'avait pas obtenus. Nous avons cru, pour l'honneur de nos confrères, et dans l'intérêt de la science et de l'humanité, protester contre de semblables assertions, afin d'éclairer les praticiens sur la valeur d'une méthode que nous regardons comme pernicieuse, quand elle est employée d'une manière exclusive chez tous les individus et dans toutes les périodes du choléra. »

Il était de mon devoir de pousser plus loin mes recherches. J'ai eu soin de comparer les différentes manières dont mouraient les cholériques; voici le résultat de mon observation. Les cholériques non traités mouraient par asphyxie; traités par les excitans externes et internes, tels que le punch, les préparations d'ammoniac, d'éther, les synapismes, les vésicans, les escarrotiques, etc., ils mouraient d'une gastro-entéro-céphalite ; traités par les saignées locales ou générales, ils périssaient par un épanchement séreux dans les ventricules du cerveau; et, si on voulait lutter contre cet épanchement séreux avec des vésicatoires ou des synapismes, une inflammation aiguë du cerveau terminait cette maladie, etc.

J'ai donc cherché à éviter la mort que donne le choléra et celle que chaque méthode lui substitue quand elle ne guérit point le malade. Tirer le malade d'un écueil sans le jeter dans un autre, a été mon unique but.

Les moyens qui offrent le plus d'avantage pour obtenir la réaction sont les sudorifiques externes et internes, quand ils sont assez forts pour arriver au but et assez doux pour ne point le dépasser : on les supprime d'ailleurs aussitôt qu'on l'a atteint. Il n'en est pas de même des synapismes, des vésicatoires, etc.; leur effet continue encore après qu'il n'est plus utile; on ne peut anéantir la douleur qu'ils ont produite, aussitôt la réaction obtenue ; elle continue malgré tout ; quelquefois même elle est plus violente : alors elle réagit sur le cerveau. Il en est ainsi des moyens violens à l'intérieur ; leur effet continue après qu'il est devenu inutile : les accidens qu'ils produisent ajoutent beaucoup à la gravité du mal. La réaction obtenue par des moyens doux, au contraire, n'est suivie que d'accidens légers, auxquels la nature bien dirigée remédie quelquefois suffisamment. Pour les accidens consécutifs, je ne puis, dans l'intention d'y remédier, me résoudre à employer des agens qui sont susceptibles d'en produire d'autres aussi graves, quelquefois plus graves. Je n'ai point à me repentir de cette réserve dans le cas grave de choléra dont je viens de donner l'observation. Je m'en tiendrai donc à ces moyens, tant que l'expérience n'aura rien donné de préférable, et je n'en emploierai d'autres que quand la gravité des accidens consécutifs viendront m'y contraindre ; je n'aurai du moins à lutter que contre ceux que la maladie aura produits : mes agens thérapeutiques n'en auront fait développer aucuns.

Nous avons donc déjà eu deux cas de choléra bien reconnus à L'Aigle (1); ils nous sont venus de Paris. Je ne regarde point comme tels les cholérines assez graves que nous observons à L'Aigle et dans les environs depuis quelque temps. Plusieurs ont été accompagnées de froid aux extrémités, de vomissemens, de diarrhée et de crampes. Il y a trois ans, j'observai les mêmes symptômes chez quelques fiévreux au début de l'accès. J'ai vu, il y a peu de jours, deux personnes qui ont offert ces symptômes d'une manière très-grave, et chez lesquels les accidens ont disparu *sans aucune espèce de traitement*. Dans les cas les plus graves, et j'en pourrais citer quatre surtout, j'ai eu recours à l'eau de riz et à la diète seulement, et j'ai toujours réussi; je puis affirmer que j'en guéris quarante sur quarante, sans craindre la preuve du contraire. Je ne puis appeler cette maladie choléra-morbus; je me plais, au contraire, à espérer que ce fléau ne nous viendra point. Les personnes débauchées, adonnées aux excès de tous genres, malpropres surtout, sont, de l'aveu unanime, les premières prises : je n'ai encore traité personne qui se trouve dans cette catégorie.

---

(1) Le premier était un homme; il a été traité à l'hospice de L'Aigle par les boissons froides, les sangsues, les narcotiques, etc. Il arrivait comme je partais pour Paris; ce n'est point moi qui l'ai traité.

MAZIER, D. M. P.

De l'Imprimerie de P. É. BRÉDIF, à L'Aigle (Orne).